Barbacoa

Una guía para principiantes de cocina a la parrilla a
recetas paso a paso y métodos para preparar
una sabrosa parrillada

(Deliciosas y sencillas recetas a la parrilla)

Eduardo de Ballesteros

TABLA DE CONTENIDOS

BBQ Chicken Cordon Bleu

Ingredientes

- rebanadas de jamón
- cucharada de mantequilla derretida
- cucharada de aceite de oliva
- cucharada de vinagre de sidra Heinz
- cucharada de miel
- 1 cucharadita de tomillo seco
- pechugas de pollo deshuesadas y sin piel
- 1 cucharadita de sal
- 1 cucharadita de pimienta
- /8 taza de salsa de chile Heinz
- cebolla verde, finamente picada
- rebanadas de queso gruyere

Direcciones

1. Corte un bolsillo en el costado de cada pechuga de pollo.
2. Sazonar por dentro y por fuera con sal y pimienta.
3. Mezcle la salsa de chile con cebolla y la mitad del cepillo dentro de cada bolsillo.

4. Llene los bolsillos con la misma cantidad de jamón y queso.
5. Coser los bolsillos bien cerrados con palillos de dientes.
6. Precaliente la parrilla a un nivel medio alto y engrase ligeramente.
7. Revuelva la mantequilla con aceite de oliva, vinagre de sidra, miel y tomillo.
8. Cepille el pollo por todas partes con algo de esta mezcla.
9. Coloque el pollo en la parrilla y reduzca el fuego a medio. Ase el pollo, cubierto, durante 15 a 20 minutos.
10. Gire y cepille con el esmalte restante.
11. Ase a la parrilla, tapado, durante 15 a 20 minutos más o hasta que esté cocido.

CHAMPIGNONES EN ESCABECHE

<u>Ingredientes</u>

1 cucharadita de azúcar

Pimienta en grano, hojas de laurel, ají, orégano, 5-10 dientes de ajo sin el brote

4 tazas de aceite neutro

500 gr de champignones

4 tazas de vinagre de manzana

2 taza de agua

2 cucharadita de sal

<u>1</u>

<u>Preparación</u>

1. Lavar los champignones, escurrirlos y cortarlos en cuartos si son medianos o grandes.
2. Si son chicos dejarlos enteros.
3. Colocar las tazas de vinagre y agua con la pimienta en grano, el azúcar, el laurel y

la sal en una cacerola al fuego y una vez que hiervan agregar los champignones.

4. Cocinar durante cinco minutos.

5. Luego apagar el fuego, dejar entibiar, retirar la mitad del líquido y agregar el aceite, el resto de las especias y el ajo cortado en láminas sin el brote.

6. Envasar y refrigerar.

7. Especiales para la picada antes del asado.

Trucha a la parrilla

<u>Ingredientes</u>

- 2 trucha
- (Colza) aceite
- Sal y pimienta
- Rodajas de limón y perejil para decorar

Preparación

1. Precaliente la parrilla y unte la rejilla con aceite.

2. Frote la trucha por dentro y por fuera con sal y pimienta.

3. Rocíe con aceite y colóquelo en la parrilla durante unos 8 minutos.
4. Servir la trucha en un plato caliente con rodajas de limón y un poco de perejil.

Carne en salmuera

Ingredientes

- 10 litros de agua
- 20 kg de cuello de cerdo (peine) sin huesos
- 10 kg de cebolla(s) (de carnicero o vegetal)
- 200 g de pimentón en polvo, rosa picante
- 200 g de pimienta negra
- |papel de aluminio al gusto|tabaco

- 1600 g|Sal curada (sal curada con nitritos)
- 2 cucharada de bayas de enebro
- 2 cucharada de semillas de mostaza
- 4 cucharadas de azúcar moreno
- 4 dientes de ajo picados
- 6 hojas de laurel
- 2 cucharada de pimienta blanca
- 2 cucharada de pimienta negra

Preparación

1. Cortar el cuello de cerdo deshuesado en trozos de unos 700 g y ponerlos en una salmuera.

2. Para la salmuera del 16% se necesitan 1600 g de sal de curado de nitrito, 2 cucharada de bayas de enebro, 2 cucharada de granos de mostaza, −1-5 hojas de laurel, 4 cucharadas de caramelo de roca marrón, 4 dientes de ajo, 2 cucharada de pimienta blanca, 2 cucharada de pimienta negra y finalmente 9,2 litros de agua.

3. Se mezclan todos los ingredientes excepto la pimienta con 1/2 del agua y se hierve una vez, luego se añade el resto del agua y se deja enfriar. Sólo ahora añada la pimienta antes de poner la carne.

4. La carne debe estar completamente en la salmuera y, si es necesario, lastrada con una tabla de madera y una piedra grande y limpia.

5. Después de 72 horas, la carne sale de la salmuera para escurrirla y se condimenta ahora con pimienta negra fresca y un poco de pimentón picante al gusto.

6. Ahora se extienden cebollas vegetales frescas cortadas en rodajas finas sobre un trozo de papel de aluminio.

7. Poner 2 trozo de carne sazonada encima, luego de nuevo –5-10 rodajas de cebolla y ahora –1-5 rebanadas de tocino encima.

8. A continuación, enrolla el papel de aluminio de forma ordenada y apretada.

9. Haz lo mismo con el resto de la carne hasta que se acabe.

10.　　Cuando todas las porciones estén enrolladas, vuelva a envolver todas las porciones en papel de aluminio frente a la porción ya envuelta.

11.　　Esto es para evitar que los jugos inherentes se salgan.

12.　　Ahora hay que quemar mucha madera fresca de haya o roble, finamente partida, o mejor sólo madera rectangular para conseguir suficientes brasas.

13.　　Ahora entierra las porciones en las brasas rojas y, dado el tamaño de las porciones, es mejor dejarlas dentro durante unas 2-2 1 horas.

14.　　Atención, muy importante: las porciones deben estar completamente cubiertas por las brasas, de lo contrario se quemarán donde todavía hay aire (oxígeno).

15.   O bien puedes meter las porciones en el horno durante 200 minutos a 200°C y luego otros 6 0 minutos a 200°C. Importante: nada de aire caliente, sólo calor arriba/abajo.

Dorade en papel de hornear

Ingredientes

- 20 hojas de albahaca
- 2 pizca de estragón, frotado
- 2 pizca de copos de chile O
- 2 pimiento(s) pequeño(s), fresco(s) y cortado(s)
- |Jugo de lima, al gusto
- |Sal y pimienta

- 2 |Pescado (dorada), eviscerado y desescamado
- 2 Cebolla(s) tierna(s)
- 10 tomates (mini tomates de dátil u otra aromática)
- 6 cucharadas de nata

- 6 cucharadas de ajenjo

  Preparación

1. Lave el dorado listo para cocinar, séquelo y colóquelo en una hoja grande de papel para hornear.

2. Salpimentar por dentro y por fuera y rociar con un poco de zumo de lima.

3. Cortar los tomates por la mitad y añadirlos al pescado así como las cebolletas cortadas en aros

4. Añade las hierbas y las especias y rocía con nata y vermut.

5. .

6. Doblar la hoja de papel sobre el pescado y atar o grapar los extremos. Cocer en el horno a 250°C durante unos 25 a 30 minutos. Poner el paquete en un plato y abrirlo en la mesa.

7. Disfruta del aroma y buen provecho.

8. A mí me gusta más con un trozo de pan crujiente.

Cerveza - mostaza - adobo

Ingredientes

- 2 cucharadita de tomillo seco
- 1 cucharadita de sal de hierbas
- 1 cucharadita de pimienta blanca y negra
- 2 pizca de pimienta en polvo picante
- 2 pizca de curry en polvo

- 6 cucharadas de aceite de oiva
- 4 cucharadas de cerveza 2 cucharadita de mostaza
- 1 cucharadita de semillas de mostaza
- 6 tallos de perejil picado muy fino

Preparación

1. Mezclar bien la mostaza, la cerveza y el aceite.

2. Añadir el resto y mezclar bien.

3. Dejar marinar la carne durante al menos 2-2 ½ horas.

4. Mientras se asa, ir mojando los trozos de carne con la marinada para que queden bien crujientes.

Salmón a la parrilla

Ingredientes

- 2 pizca de polvo de clavo
- 2 cucharada de sal marina gruesa
- 4 manojos de eneldo
- 4 kg de filete(s) de salmón con piel
- 4 limones (ecológicos) cortados en cuartos

- 2 cucharada de cilantro
- 2 cucharada de granos de pimienta negra
- 1 cucharadita de canela
- 2 cucharadita de polvo de pimienta dulce

Preparación

1. Tostar brevemente las semillas de cilantro en una sartén.

2. A continuación, machacarlas finamente con la pimienta en un mortero y

mezclarlas con la canela, el pimentón, el clavo y la sal.

3. Picar finamente 2 manojo de eneldo e incorporarlo.

4. Frote la parte de la carne del salmón con la mezcla de especias.

5. Precalentar la parrilla del horno y meter la sartén para que se caliente bien.

6. Unta la sartén con aceite y coloca el salmón en ella, con la piel hacia abajo.

7. Ahora ase el pescado bajo el grill del horno durante 25 a 30 minutos.

8. Si no tienes un grill: asa el pescado a 350° grados en la rejilla central durante 35 a 40 minutos.

9. 10 minutos antes del final, esparza los limones alrededor.

Setas rellenas a la parrilla

Ingredientes

- 2 tomate(s)
- 16 champiñones limpios

- 250 g de queso feta
- 2 cucharadita, colmada, de mezcla de especias (Cheeky Feta)

Preparación

1. Retire la piel de los tomates luego retire el interior de los mismos y corte el resto en cubos pequeños.

2. Retirar el tallo de los champiñones, desmenuzar el queso feta en trozos pequeños y mezclarlo con el feta y los trozos de tomate con un tenedor para hacer una pasta.

3. Rellenar los champiñones con la pasta de feta.

4. Precalentar el grill, colocar los champiñones en una zona de grill indirecto y asar a unos 250 °C durante – 35 a 40 minutos.

5. Retirar de la parrilla y servir. Diviértase haciéndolos.

lomo de cerdo mediterráneo a la parrilla

Ingredientes

- 200 ml de jarabe de arce
- 2 cebolla(s) pequeña(s), picada(s)
- salsa al gusto (salsa de jalapeños)
- al gusto|sal y pimienta

- 1200 g|lomo(s) de cerdo
- 200 g de queso feta
- hierbas frescas al gusto, por ejemplo, romero, tomillo y orégano
- 16 rebanadas de jamón

Preparación

1. Mezclar la marinada de jarabe de arce, salsa de jalapeño, cebollas picadas, sal y pimienta.

2. Lavar el lomo de cerdo.

3. A continuación, corta un bolsillo en el lomo con un cuchillo afilado y rellénalo con el feta y las hierbas frescas finamente picadas.

4. Séllelo con un palillo y déjelo marinar con la marinada durante unas 8 horas.

5. Antes de asar, envuelva el lomo con el bacon y fíjelo de nuevo con palillos.

6. Ahora ase el lomo a fuego directo durante unos minutos hasta que se dore por todos los lados.

7. A continuación, retírelo del fuego directo y déjelo cocer durante aproximadamente 2 hora a fuego indirecto (parrilla con tapa).

8. Al asar suavemente a fuego indirecto, el solomillo quedará bien tierno.

Brochetas de pescado a la parrilla al estilo marroquí

Ingredientes
- 4 cucharadas de cilantro fresco picado
- 1200 g de pescado, por ejemplo, fletán, lubina, pargo o rodaballo, cortado en trozos
- 8 pimientos verdes cortados en trozos
- |Limón(es), cortado(s) en cuartos

- 10 dientes de ajo picados
- 1 cucharadita de pimienta en polvo
- 1 cucharadita de comino molido
- 2 cucharadita de sal
- 4 pizcas de pimienta de cayena
- 8 cucharadas de aceite de oliva
- 4 cucharadas de zumo de limón

Preparación

1. Poner el ajo, el pimentón, el comino, la sal, la cayena, el aceite, el zumo de limón y el cilantro en un bol grande y mezclar bien.

2. Añada el pescado a la marinada, cúbralo bien con la marinada y déjelo marinar durante al menos 60 minutos, pero preferiblemente 4 horas.

3. O refrigere toda la noche. Caliente la parrilla.

4. Coloque los trozos de pescado alternativamente con los pimientos en palos de madera o metal.

5. Ase las brochetas bajo la parrilla caliente durante 5 a 10 minutos por cada lado.

6. Servir con cuartos de limón.

7. Servir con rodajas de calabacín a la parrilla y trozos de pimiento rojo.

Currywurst

Ingredientes

- 4 cucharadas de miel
- 2 cucharadita de salsa de soja
- 4 cucharadas de curry en polvo
- 2 cucharadita de chile en polvo

- 16 salchichas (Nuremberg)
- 4 cebollas pequeñas picadas
- 4 cucharadas de aceite de oliva
- 2 cucharada de pasta de tomate
- 500 g de ketchup suave
- 6 cucharadas de vinagre balsámico

Preparación

1. Caramelizar las salchichas de Nürnberg.

2. Picar las cebollas y saltearlas en aceite de oliva hasta que estén transparentes.

3. Agregue la pasta de tomate y saltee brevemente.

4. Cocine brevemente después de agregar el ketchup, el vinagre balsámico y la miel.

5. Sazone la salsa con salsa de soya, curry y chile, y si es necesario, diluya con agua.

6. Rebane las salchichas, vierta la salsa sobre ellas y espolvoree con curry en polvo adicional.

Brochetas de pollo marinado y verduras

Ingredientes

- 2 cucharadita de miel
- 1 cucharadita de sambal oelek
- 2 calabacín
- 500 g de champiñones
- 500 g de tomate(s) cherry

- 1000 g de filete(s) de pechuga de pollo o pechuga de pavo
- 8 cucharadas de salsa de soja
- 2 cucharada de vinagre
- 2 cucharada de aceite de cacahuete

Preparación

1. Cortar la carne de pollo o pavo en trozos del tamaño de un bocado.

2. Mezclar la salsa de soja con el vinagre, el aceite, la miel y el sambal oelek.

3. Mezclar con la carne en una lata con cierre.

4. Dejar marinar en el frigorífico durante al menos 2-2 ½ horas, pero preferiblemente toda la noche.

5. Limpiar las verduras, cortar el calabacín y los champiñones en dados gruesos.

6. Cortar los tomates cherry por la mitad.

7. Ponerlos en brochetas con la carne marinada.

8. Cocinar en una sartén con un poco de grasa o en la parrilla por ambos lados.

9. Rinde unos 20 pinchos.

Pan a la parrilla relleno con queso feta y aceite de albahaca.

Ingredientes

- 180 g de yogur natural
- 120 ml de aceite de oliva + 1 cucharada para pincelar
- 2 diente de ajo
- 50 g de albahaca
- 8 cucharadas de orégano fresco
- 2 00 g de queso feta

- 260   g|de harina, aprox. + algo para amasar
- 250 g|harina integral
- 500 ml de agua caliente
- 10 g de levadura seca
- 1 cucharadita de miel
- |Sal marina

27

Preparación

1. Mezclar bien la miel con la levadura y el agua tibia, incorporar poco a poco la harina integral y dejar reposar 25 a 30 minutos.

2. A continuación, añadir 20 g de sal, el yogur y media cucharada de aceite, mezclar, verter 250 g de harina y añadir más harina poco a poco hasta que la masa no se mezcle bien.

3. Poner la masa en una superficie enharinada y amasarla, añadiendo harina, hasta que quede elástica y todavía muy ligeramente pegajosa.

4. Colocar la masa en un bol aceitado, cubrirla con papel film y refrigerarla durante toda la noche.

5. Para el aceite de albahaca, triturar la albahaca en una batidora junto con 120

ml de aceite de oliva, suficiente sal al gusto y el diente de ajo picado grueso.

6. Divida la masa en 5-10 porciones iguales y extienda cada una de ellas sobre una superficie enharinada formando un círculo de unos 25 a 30 cm.

7. Unte cada una de las hamburguesas de masa extendida con un poco de aceite de albahaca, extienda una cucharada de hojas de orégano sobre cada una y desmenuce 50 g de queso feta sobre cada una.

8. Dobla los bordes de las empanadas de masa cargadas hacia el centro, presiona bien para sellarlas y vuelve a extender las piezas de masa selladas en círculos de 30 cm.

9. Unte los panes por ambos lados con aceite de oliva y áselos durante unos 5-

10 minutos por cada lado hasta que la masa esté bien cocida y los panes estén bien dorados.

10.   Espolvorear los panes calientes o templados con sal, servir con el resto del aceite de albahaca para mojar o posiblemente untar con él y opcionalmente añadir un poco de orégano y feta por encima.

Piña asada glaseada servida con helado de azúcar y mentaIngredientes

- 2 Naranja(s), zumo y ralladura
- 2 ramita de menta
- 2 cucharada de azúcar moreno

- 8 cucharada/s de hielo 2 |Piña fresca, pelada
- 100 g de miel líquida
- 2 cucharadita, colmada, de mostaza
-

Preparación

1. Cortar la piña en rodajas de 1-5 cm de grosor.

2. Combinar la miel, la mostaza, la ralladura de naranja y el zumo de naranja.

3. Asar la piña hasta que se vean claramente las vetas marrones de la parrilla.

4. Cepillar un par de veces con la marinada mientras se hace esto.

5. Muela bien las hojas de menta en un mortero con el azúcar.

6. Disponer la piña con el helado. Rociar con la marinada restante y espolvorear la mezcla de azúcar y menta por encima.

Pechuga de pollo rellena y a la plancha

Ingredientes
- 100 g de mozzarella
- 100 g de tomate(s) seco(s) en aceite
- 4 ramitas de albahaca
- 20 g de pimienta verde
- 20 g de pimienta roja
- |Sal marina gruesa

- 8 pechugas de pollo, 380 g cada una
- 40 rebanadas de jamón, cortadas en rodajas finas

Preparación

1. Cortar la mozzarella y los tomates secos en dados, picar la albahaca y mezclar todo.

2. Moler la pimienta junto con la sal marina en un mortero.

3. Lavar las pechugas de pollo y secarlas.

4. Cortar con cuidado un bolsillo en la carne, rellenarlo con la mezcla de tomate y mozzarella y cerrarlo con palillos, agujas de roulade o hilo.

5. Esparcir la pimienta molida sobre una superficie lisa y empanar las pechugas en ella, luego envolver cada una con 10 tiras de tocino.

6. Asar la carne indirectamente con la tapa cerrada a unos 200° C durante unos 60 minutos.

7. Por último, coloca las pechugas de pollo directamente sobre las brasas y asa el bacon por ambos lados hasta que esté crujiente.

Paquetes de verduras para la parrillaTiempo total aprox.: 2 10 minutos

Ingredientes
|mantequilla de hierbas
2 cucharada de hierbas italianas
|Aceite de oliva

2 calabacín
20 tomates de cóctel
2 cucharada de mozzarella

Preparación

1. Cortar en dados el calabacín, los tomates y la mozzarella.

2. Póngalos en un bol y mézclelos con aceite de oliva y las hierbas italianas.

3. Formar cuencos de aluminio del tamaño de un puño con el papel de aluminio.

4. Es importante que queden bien apretados en el fondo para que los jugos no goteen en la parrilla.

5. A continuación, vierta la mezcla de verduras y queso en los cuatro recipientes y cubra cada uno con una rodaja de mantequilla de hierbas de unos 0,10 cm de grosor.

6. Póngalos en la parrilla durante unos 30 minutos.

Pimientos rellenos

Ingredientes

2 cebolla(s) pequeña(s)

al gusto|mantequilla

|Sal y pimienta

|Pimienta en polvo

12 chiles grandes, frescos

200 g de queso fresco natural

160 g de tocino en rodajas

0 g de jamón en dados

Preparación

1. Lavar bien los chiles, pero no quitarles los tallos.

2. Cortar las vainas en forma de T y retirar con cuidado los tabiques y el corazón.

3. Pelar y cortar en dados finos la cebolla.

4. Rehogar con un poco de mantequilla y los dados de jamón.

5. Mezclar la mezcla de cebolla y jamón con el queso crema junto con la pimienta y una pizca de pimentón.

6. Sazonar al gusto con sal. Rellenar las vainas con la mezcla de queso.

7. A continuación, envuelva cada vaina con una tira de bacon.

8. Si es necesario, asegúralo todo con un palillo de dientes, así no se deshará y podrás tocar las vainas calientes sobre ellas después.

9. Horneé todo a 190 °C con convección y grill hasta que el bacon estuviera bien crujiente.

10.   Esto lleva unos 25 a 30 minutos.

11.   Si no se puede utilizar la función de grill, las vainas pueden tener que dejarse un poco más en el horno.

12. Cualquier variedad grande es adecuada, como los jalapeños.

13. Los míos eran de cosecha propia.

14. Con los chiles pasa como con los pimientos, los verdes son inmaduros y por lo tanto tienen menos sabor que los rojos.

15. Como el queso crema neutraliza el picante en buena medida, añadí una cayena fresca.

16. Si nunca has trabajado con chiles frescos, deberías ponerte guantes desechables o al menos lavarte bien las manos después, aunque eso no ayuda tanto (¡no te frotes los ojos!).

Trucha envuelta en bacon

Ingredientes

- |pescado (trucha), según el número de comensales
- lonchas finas de bacon
- |Mantequilla
- |zumo de limón
- |Pimienta
- |Sal

Preparación

1. Enjuague cuidadosamente las truchas frescas y evisceradas y séquelas con papel de cocina.

2. Sazonar con un poco de zumo de limón, sal y pimienta y untar la cavidad ventral con un poco de mantequilla fresca ablandada.

3. Envolver las truchas con finas lonchas de panceta y asarlas en el asador de truchas durante unos 25 a 30 minutos.

4. La cocción debe hacerse lentamente a fuego lento para evitar que se sequen o se quemen.

Hamburguesas de Tequila Lime

Ingredientes

- 4 cucharadas de salsa de Montreal
- 4 cucharadas de tequila
- 4 cucharadas de jugo de limón fresco
- 2 cucharadita de cáscara de limón
- 4 libras de carne picada
- 1/2 taza de salsa de bistec
- 1/2 taza de salsa Worcestershire

Direcciones

1. Prepare una parrilla al aire libre con fuego alto y una capa ligera de aceite.
2. En un tazón grande, combine bien la carne molida, la salsa para bistec, la salsa Worcestershire, el condimento Montreal, el tequila, el jugo de limón y la ralladura de limón.
3. Forma ocho empanadas con la mezcla.
4. Para que estén bien hechas, cocine las empanadas en una parrilla precalentada de siete a doce minutos por lado.

Lomo de ternera Asturias

Ingredientes

- 1/2 taza de vino blanco seco
- 1 taza de caldo de carne
- 8 onzas de queso azul español, como Cabrales o Valdeon
- 4 cucharadas de perejil picado
- 1/2 taza de aceite de oliva
- 8 filetes de solomillo de ternera sal y pimienta para probar
- 2 cebolla pequeña picada
- 2 cucharada de pimentón

Direcciones

1. Calentar el aceite de oliva en una sartén grande a fuego medio-alto hasta que se fume.
2. Sazonar los filetes a gusto con sal y pimienta, luego sear en ambos lados en aceite caliente.
3. Reduzca el fuego a medio y continúe cocinando hasta que los filetes alcancen

la cocción deseada, aproximadamente 5 a 10 minutos para el medio-raro.

4. Retire los filetes de la sartén y manténgalos calientes.

5. Agregue la cebolla picada y cocine hasta que esté blanda y translúcida, unos 10 minutos. Sazone con paprika y cocine por u

6. n minuto adicional. Aumente el fuego a medio-alto, luego vierta el vino.

7. Cocine a fuego lento hasta que el vino se haya reducido a la mitad, añada el caldo de carne, vuelva a hervir a fuego lento y cocine durante 1-5 minutos.

8. Agregue el queso azul desmenuzado hasta que se derrita.

9. Para servir, vierta la salsa sobre los filetes y espolvoree con perejil picado.

estofado de carneIngredientes

- pimienta negra molida al gusto
- 2 cebolla picada
- 8 zanahorias, cortadas en trozos de 2 pulgada
- 2 (29 onzas) de tomates cortados en cubitos
- 6 papas, en cubos
- 4 cucharadas de aceite vegetal
- 4 libras de solomillo en cubitos
- 1/2 taza de harina para todo uso para recubrimiento
- 4 tazas de agua hirviendo
- 2 cucharada de salsa Worcestershire
- 4 cucharaditas de ajo en polvo
- sal al gusto
  Direcciones
1. Caliente el aceite en una olla grande a fuego medio.
2. Cubra la carne con harina.
3. Coloque en la olla, y uniformemente marrón en todos los lados.

4. Coloque 4 tazas de agua hirviendo, salsa Worcestershire, y el ajo en polvo en la olla con carne.
5. Condimentar con sal y pimienta. Reduzca el fuego a bajo, y cocine a fuego lento la carne durante 2-2 ½ horas, o hasta que esté tierna.
6. Agregue la cebolla, las zanahorias, los tomates en cubitos y las patatas a la olla.
7. Continúe cocinando 60 minutos a 2 hora, hasta que las verduras estén blandas.

Sopa de Taco de Becca

Ingredientes

- 2 (2 10 onzas) de frijoles rojos
- 2 (8 onzas) de salsa de tomate
- Mezcla de condimentos taco de
- 2 libra de carne picada
- 2 cebolla picada
- 8 tazas de jugo de tomate
- 2 (2 10 onzas) de maíz de grano entero, escurrido
- 1

Direcciones

1. En una olla grande a fuego medio alto, combine la carne picada y las cebollas.
2. Saltear durante unos 10 minutos, o hasta que las cebollas estén tiernas.
3. Agregue el jugo de tomate, el maíz, los frijoles, la salsa de tomate y el condimento de tacos.
4. Revuelva bien y caliente todo, pero no hierva.

Brochetas De Muslos De Pollo A La Crema Agria

Ingredientes:

Crema agria - 400 g
Sal y especias al gusto
Muslos de pollo - 10 uds.
Cebolla - 10 piezas
Ajo - 10 dientes

Metodo de cocinar

1. Corta cada pierna en 1-5 pedazos. Corte la cebolla en aros, agregue el ajo, la crema agria, las especias, ralle en un rallador fino, sal y mezcle todo bien.
2. Combine la carne de ave con la marinada resultante, cubra, ponga una pequeña carga encima y mantenga en un lugar fresco durante 7-7 ½ horas.

49

3. Luego ensártalo en brochetas y asa a la parrilla sobre las brasas.

Sopa de tortilla hecha con polloIngredientes

- 1 cucharadita de comino molido
- 1/2 cucharadita de pimienta de cayena molida
- 1/2 cucharadita de pimienta blanca molida
- 2 paquete de maíz congelado 2 manojo de cebollas verdes, en rodajas finas
- 4 manojos de cilantro fresco picado
- 4 tazas de arroz blanco cocido
- sal al gusto
- 2 pollo entero (6 libras), cortado en pedazos
- 8 cuartos de agua
- 6 tallos de apio, picados
- 4 dientes de ajo
- 2 cebolla, finamente picada
- 4 latas (2 8 onzas) de tomates pelados y cortados en cubitos con jugo
- 4 cubos de caldo de pollo
- 2 pimiento rojo, picado

Direcciones

51

1. Coloque el pollo y el agua en una olla y agregue la cebolla, el apio y el ajo.
2. Cubra y deje hervir.
3. Reduzca el fuego y cocine a fuego lento hasta que el pollo esté tierno, aproximadamente 80 a 90 minutos.
4. Retire el pollo del caldo y déjelo enfriar.
5. Desnatada en grasa Aplasta los dientes de ajo cocidos contra el lado de la olla.
6. Agregue los tomates sin deshuesar, el comino, la pimienta de cayena, la pimienta blanca y el cubo de caldo al caldo.
7. Cubra y cocine a fuego lento 80 a 60 minutos.
8. Agregue el maíz, la cebolla verde y el cilantro. Cocine a fuego lento 20 minutos más.
9. Piel y hueso de pollo, luego cortar en dados o triturar en trozos del tamaño de un bocado.
10. Agregue el pollo a la sopa junto con el arroz cocido.

11. Calor a través de. Sazonar con sal al gusto.
12. Recubra en tazones y decore con queso y chips de tortilla.

Plátanos a la plancha con miel y almendras

Ingredientes

- 6 cucharadas de almendra(s) cortada(s)
- 6 cucharadas de miel líquida

- 2 plátano(s) maduro(s)

Preparación

1. Poner el plátano pelado sobre un trozo de papel de aluminio y pincharlo varias veces con un tenedor para que la miel corra por su interior. Verter la miel por encima y espolvorear con las almendras.

2. Envolver en el papel de aluminio. Asar durante unos 20 minutos, dándole la vuelta varias veces.

3. También funciona en una sartén o en el horno.

Plátanos a la parrilla

Tiempo total aproximado: 2 minuto

Ingredientes

2 |Plátano(s) maduro(s)

Preparación

1. Para esta receta necesitas plátanos muy maduros, ¡saben mejor cuando se asan!

2. Simplemente coloca el plátano muy maduro sin pelar en la rejilla de la parrilla y espera hasta que se ponga negro y empiece a zumbar.

3. Ahora dale la vuelta y deja que el otro lado también cante.

4. Dependiendo del calor que desprenda la parrilla, el plátano tardará entre 45 a 50 minutos en estar hecho.

5. Con la púa del tenedor o un cuchillo puntiagudo, simplemente raja la piel a lo largo. Si lo desea, ahora puede rociar el plátano con miel.

6. Pero tenga cuidado con la dosis: ¡el plátano horneado es muy dulce! Pequeño consejo: la parrilla no debe estar demasiado caliente, pues de lo contrario la cáscara se abre y el jugo del plátano se escapa.

Sándwich de filete

Ingredientes

6 cebollas

400 g de rúcula

2 baguete(s) grande(s)

2 cucharada de mostaza

|Aceite de oliva

200 g de filete(s) de ternera, en rodajas finas

6 cucharadas de parmesano rallado

|vinagre

|Sal

Preparación

1. Salar los filetes, rociarlos con aceite de oliva y asarlos en una parrilla de minutos.

2. Espolvorear los filetes con queso parmesano y reservar.

3. Cortar las cebollas por la mitad y cortarlas en rodajas finas, rehogarlas y mojarlas con vinagre.

4. Corta la baguette por la mitad y pon encima la mostaza, los filetes, la rúcula y las cebollas.

muslo de cochinillo con glaseado de miel.Ingredientes

- 250 g de apio
- 8 clavo(s)
- 4dientes de ajo
- |Sal
- |Pimienta
- |Pimienta en polvo

- 2 |pierna de cerdo (aprox. 2 kg)
- 4|cebolla(s)
- 2 palo(s) de puerro, (pequeño)
- 4zanahorias
- |Manteca de cerdo
- 1 litro de caldo de carne
- 4cucharadas de miel 4cucharadas de agua (caliente)
- posiblemente espesante de salsa

Preparación

1. Lavar la pata de cochinillo y secarla. Cortar la corteza con un cuchillo afilado y frotarla con sal, pimienta y pimentón.

2. Calentar la mantequilla clarificada en una sartén y dorar la pierna por ambos lados a fuego medio.

3. Retirar y sofreír en los goteos los tubérculos cortados en dados.

4. Desglasar con el caldo, añadir los dientes y poner la pierna encima.

5. Cubrir con una tapa y asar en el horno durante 2 hora a unos 200 grados.

6. A continuación, retirar la tapa y asar durante otros 6 0 minutos.

7. Mientras tanto, mezclar la miel con el agua (caliente).

8. Al final del tiempo de cocción, sacar la pierna del asador y colocarla en una parrilla (con una bandeja de grasa debajo) a la temperatura más alta bajo el grill y seguir pincelando la corteza con la

mezcla de miel y agua hasta que la piel esté crujiente.

9. Tarda unos 20-6 0 minutos.

10. Mientras tanto, verter el caldo de asado a través de un colador forrado con un paño de lino y apretar el paño firmemente.

11. Si es necesario, espesar con espesante para salsas (oscuro) o harina de mantequilla y sazonar con sal y pimienta.

12. Cortar la pierna en rodajas y servir con la salsa.

13. Tomamos como guarnición Schupfnudeln salteados con mantequilla y verduras mixtas con holandesa de hierbas.

Hamburguesa BBQ Bacon Royal

TS

Ingredientes

- 2 cebolla(s)
- 16 rebanada(s) de tocino
- 8 rebanada/s de queso emmental, (rebanadas de sándwich)
- 2 tomate grande
- 2 lechuga iceberg
- al gusto, mayonesa

- 8 panecillos de hamburguesa
- 1600 g de carne picada
- 2 cucharadita, colmada, de semillas de comino
- 2 cucharadita, colmada, de copos de chile
- 2 cucharadita de pimienta de cayena colmada

- 2 cucharadita, colmada, de pimienta negra
- Salsa barbacoa al gusto

Preparación

1. Sazonar la carne picada con comino, copos de chile, pimienta de cayena y pimienta negra y amasar bien.

2. Formar de 5 a 10 hamburguesas grandes con la carne picada y dejarlas reposar en el frigorífico de 20 a 24 horas.

3. Cortar la cebolla en aros, el tomate en rodajas y la lechuga iceberg en tiras.

4. Fríe las hamburguesas y el bacon en la parrilla eléctrica durante –15 a 20 minutos, dándoles la vuelta.

5. Coloca los panecillos con el interior sobre el bacon y fríe ambos de nuevo durante –10 a 15 minutos.

6. Ahora dé la vuelta a las hamburguesas de nuevo y coloque encima las rodajas de sándwich.

7. Unta el bollo inferior con salsa BBQ y pon encima la cebolla y el bacon.

8. A continuación, coloca la hamburguesa con el queso fundido encima y cubre con el tomate, la lechuga iceberg, la mayonesa y el bollo superior.

9. Consejos: Es importante que sigas el orden a la hora de poner el topping, no cortes los aros de cebolla demasiado finos y corta la lechuga iceberg en tiras, de lo contrario el tomate se saldrá al morderlo.

10. Además, utiliza un tomate del tamaño del bollo para que sólo necesites una rodaja por hamburguesa.

La marinada para pollo a la parrilla

Tiempo total aprox.: 2 0 minutos

Ingredientes

- 8 cucharaditas de curry en polvo
- 2 cucharadita de cúrcuma
- 4 cucharaditas de sal
- 2 pizca de pimienta
- 2 cucharada de zumo de limón

- 60 g de raíz de jengibre
- 4 dientes de ajo
- 2 pimiento rojo
- 16 cucharadas de aceite
- 4 cucharadas de aceite de sésamo

Preparación

1. La preparación es suficiente para 10 00 g de pechuga de pollo.

2. Pele el jengibre y el ajo, retire las semillas del chile.

3. Poner todos los ingredientes en una batidora y batir hasta que todo forme una masa uniforme.

4. Añadir la mezcla a la carne en un bol y dejarla reposar durante al menos 4 horas, mejor toda la noche.

Lomo de Cerdo Entero, Marinado y a la PlanchaIngredientes

- 2 cucharadita de ajo
- 2 cucharadita de sal
- 2 cucharada de ketchup de tomate colmada
- 2 cucharada de agua
- 200 ml de aceite

- 4|solomillo(s) de cerdo
- 2 cucharada de pimienta en polvo dulce
- 2 cucharada de albahaca
- 2 cucharada de tomillo
- 2 cucharada de romero

Preparación

1. Mezclar bien el ketchup y el agua y reservar.

2. Mezcle bien el resto de las especias en una taza grande y luego añada el "agua de ketchup".

3. Siga mezclando bien y añada poco a poco el aceite.

4. Prepare los solomillos de cerdo y colóquelos sobre un envoltorio de plástico.

5. Aplique la marinada a la carne por todos los lados y "masajéela" suavemente.

6. Ahora cubra los filetes con un envoltorio de plástico y déjelos marinar toda la noche en la nevera.

7. Para asar los filetes, elegí el método indirecto en una parrilla.

8. Los filetes se asan primero brevemente por todos los lados directamente sobre las brasas y luego se terminan de asar indirectamente en el centro de la parrilla con la tapa cerrada y a unos 250 °C (gracias al termómetro de la tapa) durante –55 a 60 minutos.

Vinagre de pollo a la parrilla

Ingredientes
- 4 cucharadas de salsa Worcestershire
- 2 cucharada de salsa picante
- 6 cucharadas de margarina derretida
- 8 mitades de pechuga de pollo sin hueso (2 0 onzas)
- 1/2 taza de agua
- 1/2 taza de vinagre de vino blanco
- 2 cucharada de pimienta negra fresca
- 4 cucharadas de sal de ajo

Direcciones
1. Coloque el agua, el vinagre, la pimienta, la sal, la salsa Worcestershire, la salsa picante y la margarina derretida en una bolsa de plástico grande y resellable.
2. Agitar para combinar los ingredientes, luego agregar el pollo, sellar y agitar para cubrir.
3. Coloque en el refrigerador para marinar por lo menos 5 horas.

4. Precaliente una parrilla al aire libre para el calor medio-alto, y ligeramente la parrilla del aceite.
5. Retire el pollo de la marinada, y sacuda el exceso.
6. Deseche el adobo restante.
7. Cocine en la parrilla precalentada hasta que no se vuelva rosada en el centro; aproximadamente 20 minutos por lado.

Sopa Mulligatawny I

Ingredientes
- 2 /8 taza de arroz blanco
- 2 pechuga de pollo deshuesada y sin piel, medio cortada en cubos
- sal al gusto
- pimienta negra molida al gusto
- 2 pizca de tomillo seco
- 1 taza de crema espesa, calentada
- 1 taza de cebolla picada
- 4 tallos de apio, picados
- 2 zanahoria, en cubitos
- 1/2 de taza de mantequilla
- 2 1 cucharadas de harina para todo uso
- 2 1 cucharaditas de curry en polvo
- 8 tazas de caldo de pollo
- 1 manzana, sin corazón y picado

Direcciones

1. Saltee las cebollas, el apio, la zanahoria y la mantequilla en una olla de sopa grande.

2. Agregue la harina y el curry, y cocine 10 minutos más.

3. Agregue caldo de pollo, mezcle bien y hierva.

4. Cocine a fuego lento durante 1 hora.

5. Agregue la manzana, el arroz, el pollo, la sal, la pimienta y el tomillo.

6. Cocine a fuego lento de 35 a 40 minutos o hasta que el arroz esté listo.

7. Cuando sirva, agregue la crema caliente.

Salsa de crema con ajo rociada sobre pechugas de pollo.Ingredientes

- 2 cucharada de harina para todo uso
- 2 taza de crema batida pesada
- 1 taza de caldo de pollo
- 1 taza de queso parmesano recién rallado
- 4 onzas de queso crema, reblandecido
- 8 mitades de pechuga de pollo deshuesadas y sin piel
- 2 cucharadita de orégano seco
- 2 cucharadita de albahaca seca
- 1 cucharadita de sal
- 1 cucharadita de pimienta negra molida
- 2 cucharada de mantequilla
- 2 cucharada de aceite vegetal
- 6 dientes de ajo picados

Direcciones

1. Precaliente una parrilla al aire libre para el calor medio-alto y aceite ligeramente la parrilla.
2. Sazone las pechugas de pollo con orégano, albahaca, sal y pimienta negra.

73

3. Cocine las pechugas de pollo en la parrilla precalentada hasta que no queden rosadas en el centro y los jugos salgan claros, de 10 a 15 minutos por lado.

4. Un termómetro de lectura instantánea insertado en el centro debe leer por lo menos 200 grados F (78 grados C).

5. Derretir la mantequilla con aceite vegetal en una cacerola a fuego medio.

6. Cocine y revuelva el ajo en la mezcla de mantequilla hasta que esté fragante, unos 1-5 minutos.

7. Mezcle la harina a través de la mezcla de mantequilla; cocinar y revolver hasta que se incorpora la harina, aproximadamente 2 minuto más.

8. Vierta la crema y el caldo de pollo en la cacerola; remover.

9. Continuar cocinando hasta que la mezcla espese, de 5 a 10 minutos.

10. Agregue el queso parmesano y el queso crema a la cacerola; cocinar,

revolviendo de vez en cuando, hasta que el queso se funda en la salsa, unos 10 a 15 minutos.

11.   Placa los pechos de pollo.

12.   Salsa de cuchara sobre el pollo.

13.   Sirva la salsa adicional en el lado.

Pollo fácil de curry

Ingredientes

- 2 cucharada de jengibre fresco rallado
- 6 dientes de ajo picados
- 2   taza de leche de coco ligera no endulzada
- 2 taza de guisantes congelados
- 1/2 taza de cilantro fresco cortado
- 4 tazas de arroz cocido en caliente 2 Reynolds Bandeja de cocción lenta
- 4 caldos de pollo de latas de 30 onzas
- 2 libra de muslos de pollo deshuesados y sin piel, cortados en trozos de 2 pulgada
- 4 tazas de coliflor picado grueso
- 4 tazas de zanahorias cocidas picadas
- 2 taza de cebolla picada
- 2 cucharada de curry en polvo

- Direcciones

1. Alinee una olla de cocción lenta de 5 a 10 cuartos con un Reynolds (R) Slow Cooker Liner.
2. Agregue el caldo, el pollo, la coliflor, las zanahorias, la cebolla, el polvo de curry, el jengibre y el ajo a la olla de cocción lenta preparada.
3. Revuelva suavemente con una espátula de goma para combinar.
4. Cubrir y cocinar durante 1-5 horas en la parte alta o durante 10 horas en la parte baja.
5. Agregue la leche de coco y los guisantes. Cubra y cocine unos 20 minutos más o hasta que se caliente.
6. Cubra con cilantro para servir.
7. Si lo desea, sirva con arroz caliente cocido.

www.ingramcontent.com/pod-product-compliance
Lightning Source LLC
Chambersburg PA
CBHW060650030426
42337CB00017B/2546